EXAMEN CLINIQUE

DE

L'Urètre, de la Prostate

ET

de la Vessie

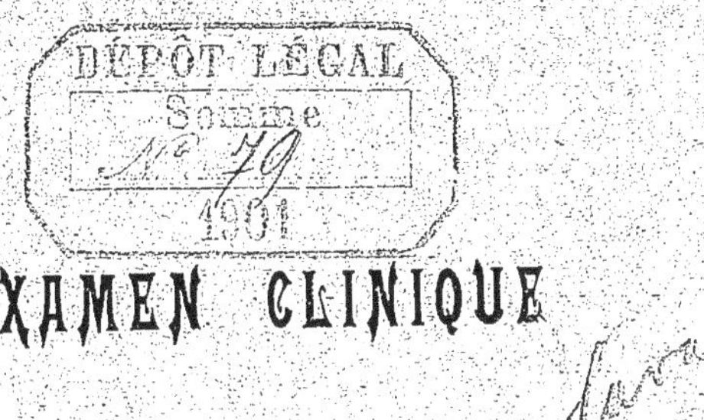

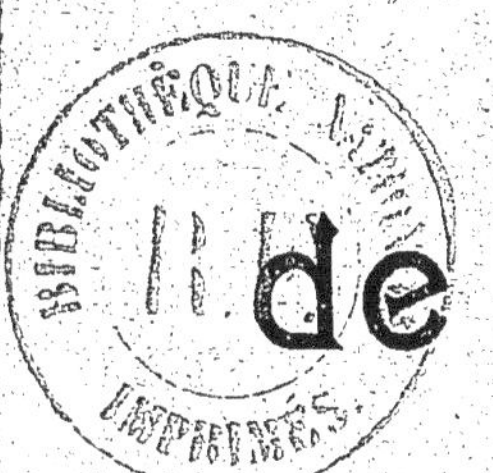

par le Dr Victor PAUCHET,

Ancien Interne - Lauréat des Hôpitaux de Paris

Chirurgien des Hôpitaux d'Amiens

Membre correspondant de la Société de Chirurgie de Paris

A. MALOINE, Éditeur, PARIS

23-25, Rue de l'Ecole-de-Médecine

1901

EXAMEN CLINIQUE

DE

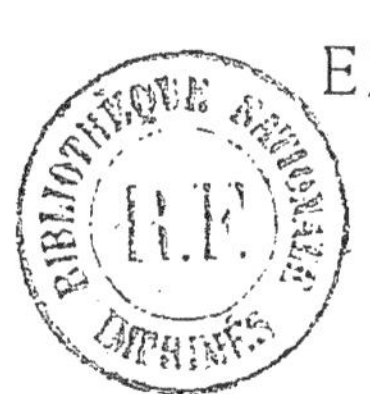

L'Urètre, de la Prostate

ET

de la Vessie

Publications de l'Auteur :

I. ANATOMIE PATHOLOGIQUE

Kyste hydatique du petit bassin (Société anatomique, Paris, août 1892).

Kystes hydatiques multiples du thorax et de l'abdomen (Société anatomique, Paris, novembre 1893).

Sarcôme mélanique du foie secondaire à une tumeur mélanique du cuir chevelu. (Société anatomique, Paris, juin 1895).

Méningite tuberculeuse secondaire à des ganglions caséeux trachéo-bronchiques (Société anatomique, Paris, juin 1895).

II. CHIRURGIE GÉNÉRALE

Abcès froid de la paroi thoracique (Gazette des hôpitaux, 23 août 1892).

Des fausses coxalgies (Gazette des hôpitaux, 1er septembre 1892).

Diagnostic et traitement de la pleurésie purulente (Revue internationale de médecine et de chirurgie, 10 février 1896).

Pied-bot varus équin congénital. — Résultats des cas personnels traités par la méthode de Lorenz (Société médicale de Picardie, 7 juillet 1897).

Goître plongeant. — Enucléation. — Guérison (Société médicale de Picardie, 4 août 1897).

Lavements d'eau salée au lieu d'injections de sérum artificiel, après les grandes opérations (Bulletin médical, 5 décembre 1897.

La chirurgie rurale (Gazette des hôpitaux : 23 novembre,
25 novembre, 4 décembre, 18 décembre, 30 décembre
1897 et 6 janvier 1898).

Anus artificiel (Polytechnique médicale, 30 juillet 1898).

*Abcès ostéomyélitique de l'espace pré-vésical. — Ouverture
spontanée dans la vessie et à la peau. — Extraction d'un
séquestre par voie sus-pubienne. — Guérison* (Presse médicale 5 novembre 1898. Gazette médicale de Picardie,
novembre 1898).

Statistique opératoire du Dr Victor Pauchet, par M. Richelot
(Société de chirurgie, 26 novembre 1898).

*Opération d'un volumineux prolapsus du rectum. — Guéri-
son* (Presse médicale, 5 novembre 1898. Société médicale de Picardie, octobre 1898).

Appendicite à forme néoplasique (Bulletin médical 21 janvier 1899. Société médicale de Picardie, décembre 1898).

De l'appendicite (causes, symptômes, traitement). — Maloine,
éditeur, Paris 1899).

*Appendicite légère, cas typique pour le traitement médical,
péritonite généralisée subite. Mort* (Février 1899. Gazette
médicale de Picardie).

100 opérations d'appendicite, déductions thérapeutiques (Société médicale de Picardie, juin 1900).

*Epithelioma kystique de l'appendicite cæcal. Extirpation.
Guérison* (Société médicale de Picardie, 2 mai 1900).

Angiotripsie et chirurgie abdominale (Société médicale de
Picardie, décembre 1898).

*Abcès épiploïque causé par des lombrics intestinaux. Lapa-
rotomie. Guérison* (Gazette médicale de Picardie,
mars 1899).

Prolapsus du rectum et rectopexie (Société de chirurgie,
Paris, 11 avril 1900).

Cancer du pylore adhérent au pancréas résection suivie d'abouchement termino-terminale. Guérison (Société médicale de Picardie, 6 juin 1900).

Cancer total de l'estomac. Gastrectomie totale. Abouchement de l'œsophage et du duodénum. Guérison (Société de chirurgie, Paris. Bulletin et mémoire 1900, XXVI 730).

Deux œsophagotomies externes pour dentiers (Société médicale de Picardie, 6 juin 1900).

Étranglement herniaire causé par une grosse scybale. Résection intestinale. Guérison (Société médicale de Picardie, 6 juin 1900).

Cirrhose biliaire au début. Cholécystostomie et cholécystectomie. Guérison (Société de chirurgie, Paris, 17 octobre 1900).

Occlusion intestinale. Laparotomie. Invagination d'une anse suspecte et suture intestinale. Guérison (Société de chirurgie, Paris, Bulletin et mémoire 1900, XXVI, 186-188).

Traitement du contenu de la hernie étranglée (Scalpell. Liège 1900, LII 222-224).

Résection intestinale pour anus contre nature, consécutif à une hernie étranglée opérée. Guérison complète (Société médicale de Picardie, 3 octobre 1900).

2 cas de cancer du côlon ayant déterminé de l'occlusion intestinale. Création d'un anus iliaque puis résection du cancer et fermeture de l'anus artificiel. Guérison. (Gazette des hôpitaux, 13 novembre 1900).

Traitement de certaines fistules stercorales inopérables par un procédé personnel (Société de chirurgie, 12 décembre 1900. Revue de gynécologie et de chirurgie abdominale, 1er janvier 1901).

Un cas de paralysie traumatique du nerf cubital. Guérison par le traitement chirurgical (Société médicale de Picardie, avril 1900).

Un cas d'épilepsie traumatique, guérie par la trépanation (Société médicale de Picardie, juillet 1900).

Chirurgie des voies biliaires (Baillière, éditeur, 1900, Paris).

Restauration d'un intestin avec les débris d'un kyste ovarique (Société de chirurgie, Paris. Bulletin et mémoire, 1900. XXVI, 186-188).

III. GYNÉCOLOGIE

Hystérectomie vaginale et laparotomie pour lésions des annexes de l'utérus (Paris, Steinheil, éditeur, 1896).

Résultats éloignés de l'ablation des annexes de l'utérus (Bulletin médical 8 décembre 1896).

Deux cas de fibrômes du ligament large opérés et guéris (Semaine gynécologique, 30 novembre 1897).

Hystérectomie vaginale à l'aide des ligatures (Semaine gynécologique, 14 décembre 1897).

Castration abdominale totale pour annexites (Semaine gynécologique, 23 novembre 1897).

Fibrôme utérin ayant subi la dégénérescence kystique, calcaire et cancéreuse (Société médicale de Picardie, 7 avril 1897).

A propos de 4 fibrômes utérins opérés et guéris (Société médicale de Picardie, 5 mai 1897).

Hystérectomie abdominale pour utérus, gravide à terme. Mère et enfants vivants (Bulletin médical, 10 avril 1898).

Kyste ovarique et fibrôme opérés et guéris (Société de chirurgie, Paris, 27 octobre 1897).

19 Hystérectomies abdominales, 19 guérisons (Société de chirurgie, Paris, 27 octobre 1897).

Traitement des métrites (Gazette médicale de Picardie, septembre 1897).

Blennoragie chez la femme (Gazette médicale de Picardie, août 1898).

Péritonite tuberculeuse et tuberculose génitale chez la femme (Gazette médicale de Picardie, septembre-octobre 1898).

Cas personnels de fibrômes utérins ayant subi la dégénérescence cancéreuse (Société médicale de Picardie, janvier 1900).

Laparotomie pour grossesse péritonéale de 15 mois (Société de chirurgie, Paris, Bulletin et mémoires de la Société 1900. XXVI 186-188).

Kyste ovarique très adhérent. Castration abdominale totale. Guérison (10 janvier 1900. Société médicale de Picardie).

De l'hystérectomie abdominale dans le traitement des kystes de l'ovaire (5 novembre 1900. Société médicale de Picardie).

61 opérations pour fibrômes utérins, 60 guérisons. Déductions thérapeutiques (Société médicale de Picardie, 2 août 1892).

Traitement des fibrômes utérins (Revue internationale de médecine et de chirurgie, 10 septembre 1899).

IV. VOIES URINAIRES

Calculs secondaires à une plaie vésicale suturée à la soie. Taille. Guérison (Bulletin médical, 7 octobre 1897).

Pyonéphrose tuberculeuse. Néphrectomie. Guérison (Société médicale de Picardie, juin 1897).

Trois cas intéressants de calculose urinaire (Société médicale de Picardie, 3 octobre 1900).

Traitement de l'hypertrophie de la prostate (Gazette médicale de Picardie, octobre 1899).

De l'auto-cathétérisme aseptique (Société médicale de Picardie, décembre 1900).

Corps étrangers de la vessie (Société médicale de Picardie, décembre 1900).

EXAMEN CLINIQUE

DE

L'URÈTRE, DE LA PROSTATE

ET

DE LA VESSIE

L'étude clinique des affections de l'urètre, de la prostate et de la vessie comprend les données résultant de l'interrogatoire du malade (séméiologie) et celles que révèlent les divers procédés d'exploration.

SEMÉIOLOGIE

I

TROUBLES DE LA MICTION

1º MICTIONS FRÉQUENTES *(Pollakiurie)*.

Ce phénomène résulte de l'intolérance du muscle vésical vis-à-vis des liquides. L'organe qui normalement se laisse distendre sans réagir par 200 ou 300 grammes d'urine ne supporte plus que 40 ou ou 50 grammes de liquide ; le besoin d'uriner sera donc plus fréquent. Ce phénomène s'observe dans les affections suivantes :

Cystites. — C'est surtout dans les inflammations aiguës de la vessie que celle-ci *ne peut être mise en tension*. Cette intolérance explique les exacerbations que subit la maladie sous l'action des lavages.

La cystite s'accompagne en outre de *douleurs* et de *vyurie*.

Calculs vésicaux. — La pollakiurie révèle la présence d'un calcul quand elle apparaît sous l'influence du mouvement et disparaît par le repos.

Hypertrophie prostatique. — Pendant les premières phases de sa maladie, le prostatique ne présente d'autre trouble que des mictions plus fréquentes la nuit. Le malade se lève quatre, cinq, six fois. Ce n'est qu'à une période plus avancée que la pollakiurie devient, en même temps diurne. Celle-ci s'accroît à mesure que la vessie se vide plus mal, et surtout à la période de rétention, quand la miction n'a d'autres résultats que de vider le trop plein vésical.

Neurasthénie. — Les névropathes peuvent, en dehors de toute lésion, présenter les symptômes d'une affection urinaire. Nous aurons l'occasion fréquente de parler de ces " *faux-urinaires* ", chez lesquels il est facile de découvrir les stigmates de la tare nerveuse.

2° MICTIONS IMPÉRIEUSES

Le malade, pris du besoin d'uriner, ne peut résister à la contraction de son muscle vésical. Il pisse sur place ou dans ses vêtements. Il ne faudrait pas qualifier d'incontinence cette impossibilité de résister au besoin d'uriner. Le sujet a conscience de sa miction et du besoin qu'il éprouve, c'est donc un " *faux incontinent* ". La miction impérieuse se voit dans les cas suivants :

CYSTITES. — Surtout les cystites du col. On observe en même temps des douleurs et du pus dans l'urine.

RÉTENTION AVEC DISTENSION vésicale chez les prostatiques et les rétrécis. La vessie distendue en arrière de l'obstacle remonte vers l'ombilic. Elle vide son trop-plein à chaque contraction de la sangle musculaire de l'abdomen.

3° MICTIONS DOULOUREUSES

Des épreintes, ténesmes, sensations de brûlures, peuvent se révéler dans le canal, au bout du gland, à l'hypogastre, ou au niveau du périnée.

LA BLENNORAGIE de l'urètre et du col vésical détermine une sensation de brûlure au moment et *pendant la miction.*

LES CYSTITES, surtout les cystites aiguës, s'accompagnent d'épreintes à *la fin de la miction.*

LA RÉTENTION D'URINE s'accompagne de crises douloureuses, au moment où la vessie va expulser quelques gouttes d'urine ; les douleurs apparaissent donc *avant la miction*.

LES CALCULS vésicaux ne déterminent des phénomènes douloureux que sous l'influence des mouvements imprimés au bassin par la marche, les cahots d'une voiture, etc... La douleur est *indépendante de la miction*.

DANS LE TABES, on observe des crises vésicales violentes, surtout pendant la période préataxique, Ces crises sont *indépendantes des mictions*. On recherchera l'absence du réflexe rotulien, les troubles pupillaires et tous les signes indiqués par E. Fournier.

LES LÉSIONS DES ORGANES PELVIENS, rectum, utérus, peuvent, par réflexe, faire apparaître des douleurs vésicales. Mais, comme dans le cas précédent, ces douleurs sont *indépendantes de la miction*.

4° MICTION DIFFICILE

Le malade est contraint de faire effort pour expulser le contenu de sa vessie. Cet effort peut s'exercer pendant toute la miction ou seulement au début de l'expulsion.

LE PROSTATIQUE se plaint d'un *retard* dans l'apparition du jet, surtout quand il se lève du lit. Dès qu'il a fait quelques pas dans sa chambre, la miction devient possible. Les dernières gouttes d'urine tombent sur les pieds.

CHEZ LE RÉTRÉCI, l'effort nécessité par la miction persiste pendant *toute la durée* de cette opération. Cette difficulté n'est pas accrue par le décubitus. elle n'est pas diminuée par la marche. On se souviendra d'ailleurs que le prostatisme est l'attribut des gens âgés, tandis que les rétrécis sont souvent jeunes ; dans l'histoire de ces derniers, on retrouvera facilement l'origine blennoragique ou traumatique de la stricture urétrale.

LES NEURASTHÉNIQUES ne peuvent uriner quand ils se sentent regardés ou attendus. Chez ces " *faux urinaires* ", la vessie est atone et l'urètre membraneux irritable. La moindre cause d'érétisme nerveux provoque chez eux un spasme urétral qui arrête le passage de l'urine.

LES ATAXIQUES peuvent présenter de la parésie vésicale. L'effort persiste *pendant toute la durée de l'expulsion*. L'urine tombe goutte à goutte, des matières peuvent sortir en même temps par l'anus. Cette difficulté n'est point modifiée par la marche, ni par le repos.

5° MODIFICATIONS DU JET D'URINE

Le jet peut être :

DÉFORMÉ : Bifide, tortillé, par suite de l'étroitesse du méat, d'un rétrécissement, ou simplement d'un spasme de l'urètre.

AFFAIBLI : L'urine coule sans jet et même goutte à goutte, soit par suite de l'atonie vésicale, soit par suite d'un obstacle urétral ou prostatique qui diminue le calibre de la voie d'excrétion.

Interrompu brusquement par un calcul venant buter sur le col ; par un lobe pédiculé de la prostate ; par un spasme urétral ; par une tumeur vésicale pédiculée.

6° INCONTINENCE D'URINE

Le malade perd ses urines sans besoin préalable et sans conscience de leur émission. C'est là ce qui distingue la " *vraie incontinence* " de la " *fausse incontinence* ", cette dernière n'étant que le résultat d'un besoin impérieux par suite de la cystite, ou d'une rétention accompagnée de distension vésicale (prostatiques ou rétrécis).

L'incontinence vraie se rencontre dans les cas suivants :

Lésions vésicales. — *Absence congénitale de sphincter* chez la femme.

Traumatismes ayant déchiré le col directement ou par l'intermédiaire d'une fracture du bassin.

Ulcération tuberculeuse ou cancéreuse ayant détruit le sphincter vésical.

Calcul enclavé dans le col de la vessie.

Affection du système nerveux. — *Epilepsie* au moment des attaques.

Ataxie, mal de Pott, fracture du rachis.

Incontinence essentielle des enfants. Celle-ci est nocturne et survient le plus souvent pendant le premier sommeil. On observe deux ou trois pertes d'urine chaque nuit. Ces malades sont des névropates, ou des dégénérés. Cette infirmité disparaît généralement vers dix-huit ou vingt ans.

7° RÉTENTION D'URINE

Il est possible que le malade se plaigne de ne pouvoir uriner et même se livre à des efforts violents de miction alors qu'il n'a pas une goutte d'urine dans la vessie. Ce phénomène s'observe dans les cystites aiguës, où la moindre goutte d'urine est expulsée sous l'influence d'un besoin incessant et impérieux. A part cette exception, la rétention peut avoir pour origine :

UN TRAUMATISME : Rupture de l'urètre, par chute sur le périnée ou fracture du bassin.

LA BLENNORAGIE AIGUE : Soit par un spasme de l'urètre, soit par gonflement dû à une prostatite aiguë.

L'HYPERTROPHIE PROSTATIQUE.—Dans cette affection, la rétention est commune. Elle peut être *complète* ou *incomplète*. La rétention incomplète passe souvent inaperçue du patient. Celui-ci consulte pour des besoins fréquents d'uriner, mais si on prend la précaution de le cathétériser, immédiatement après une miction, on retire un résidu de 100, 300, 500 grammes de liquide. La rétention complète ou aiguë apparaît à la suite d'un repas copieux, d'un décubitus prolongé au lit. C'est souvent la nuit qu'elle se montre pour la première fois.

LES RÉTRÉCISSEMENTS DE L'URÈTRE peuvent s'accompagner de rétention incomplète, quand le muscle vésical a perdu de sa tonicité et n'expulse que le trop-plein de la vessie. Ce phénomène est moins fréquent que dans le prostatisme. La rétention aiguë est au contraire la fin naturelle d'un rétrécissement non traité. Cette rétention ne survient pas brusquement, le sujet a présenté depuis plusieurs mois une diminution progressive du jet et une difficulté toujours croissante dans les mictions. Le rétréci est généralement un sujet jeune. Dans son passé on trouvera toujours une blennoragie ou un traumatisme pouvant expliquer l'origine d'une stricture urétrale.

AFFECTIONS DU SYSTÈME NERVEUX. — Les lésions qui provoquent de l'incontinence d'urine peuvent tout aussi bien donner naissance à la rétention. Cet accident s'observera couramment chez les ataxiques, les porteurs de maux de Pott, ou d'une fracture du rachis, etc..

LES NEURASTHÉNIQUES peuvent, sous l'influence d'un spasme urétral, présenter de la rétention. Ces " *faux urinaires* " ont déjà présenté d'autres troubles vésicaux avant de se suggestionner au point de ne pouvoir uriner. Le diagnostic sera souvent facile.

II

MODIFICATIONS DANS L'ASPECT DES URINES

Nous ne décrirons que les deux éléments qui jouent un rôle très important dans la chirurgie urinaire : le pus (pyurie) et le sang (hématurie).

1° PYURIE

La présence du pus dans les urines est le plus souvent facile à constater. On pourrait hésiter en présence d'un précipité des sels minéraux normalement contenus dans l'urine. Ajouter, dans ce cas, quelques gouttes d'acide azotique, et le liquide se clarifiera aussitôt. Le pus au contraire donnera avec l'acide un dépôt plus opaque, l'ammoniaque produirait un précipité gélatineux. S'il reste quelque doute, l'examen microscopique fera constater la présence des globules du pus. La suppuration peut venir de l'urètre, de la prostate, de la vessie ou du bassinet.

L'urètre donne du pus en cas de *blennoragie* aiguë ou chronique. La sécrétion est trop peu abondante pour donner un dépôt au fond d'un bocal; d'ailleurs, il suffit de promener le doigt le long de la face inférieure de la verge pour ramener une goutte de pus vers le méat.

La vessie donne de la pyurie en cas de *cystite*. Le dépôt résultant de la sédimentation, est épais, visqueux, grisâtre et dense. Sa quantité ne varie guère d'un jour à l'autre, du moins en l'absence de lavages.

La portion rénale de l'uretère (*bassinet*) donne une pyurie abondante ; le dépôt est blanc, léger et pulvérulent. D'ailleurs comme un seul rein est généralement pris et comme l'uretère de ce dernier se bouche de temps en temps, la sécrétion purulente paraît intermittente. Il en résulte que les urines deviennent brusquement troubles ou deviennent de nouveau claires, du jour au lendemain.

La prostate peut être le siège d'abcès, résultant d'une inflammation aiguë ou de l'évolution de *tubercules*. La *prostatite aiguë* succède généralement à une chaudepisse et évolue rapidement. L'abcès froid présente au contraire une évolution lente et torpide. L'écoulement du pus se produira au début de la miction. Pour provoquer son émission, il suffira de comprimer la glande par le toucher rectal.

2° HÉMATURIE

L'hématurie est une hémorragie se révélant au moment de la miction. On réservera en effet le nom d'*urétrorragie* à l'écoulement sanguin se produisant en dehors des mictions et résultant d'une *plaie* urétrale (chute sur le périnée, faux pas de coït ; fausse route par cathétérisme).

Si le clinicien hésite à poser le diagnostic d'hématurie devant une urine rougie, le *microscope* tranchera la question en montrant des globules sanguins.

L'hématurie étant certaine, reste à déterminer le *siège* et la *nature* de la lésion.

Faire uriner le malade dans trois verres. Si l'urine du premier verre est seule colorée, l'hématurie est dite *initiale*. Si c'est le dernier verre qui paraît hémorragique, l'hématurie est dite *terminale*. Si enfin l'urine est uniformément teintée dans les trois verres, l'hématurie est *totale*.

L'HÉMATURIE INITIALE RÉVÈLE DES LÉSIONS DE L'URÈTRE. — Le premier jet d'urine balaie l'urètre et c'est le résultat de ce nettoyage physiologique que l'on voit dans le premier verre. Si le sujet est âgé et présente des douleurs pelviennes, on pensera à un *cancer* de la prostate ; s'il est jeune, il s'agira plutôt de *tuberculose*.

L'HÉMATURIE TERMINALE CORRESPOND A UNE HÉMORRAGIE VÉSICALE. — Les trois verres sont généralement colorés, mais le troisième est plus foncé que les deux autres. Les dernières gouttes d'urine sont souvent formées de sang pur. Si la coloration est provoquée par la marche ou les mouvements, on songera à un *calcul*. Si l'hématurie s'accompagne de douleurs, de mictions fréquentes et si dans l'intervalle des hémorragies les urines sont purulentes, on songera à une *cystite*, dont il restera à déterminer la nature tuberculeuse, blennoragique, etc). Si l'hématurie est abondante, survient sans subir l'influence du repos ou des mouvements, et si dans l'intervalle des hémorragies, les urines sont claires, on pensera à une *tumeur vésicale*.

L'HÉMATURIE TOTALE EST UNE HÉMATURIE RÉNALE. — Les trois verres sont uniformément colorés. On constate souvent au fond du bocal d'urine des caillots allongés, vermiformes, ayant conservé l'empreinte de l'uretère.

Si l'hémorragie cesse par le repos et reparaît sous l'influence du mouvement, on pensera à un *calcul du rein*. Si les secousses imprimées au corps n'influencent pas l'apparition de l'hématurie, on pensera à une lésion organique : *Cancer, tuberculose, néphrite, parasite.*

Nous ne parlerons pas des HÉMATURIES D'ORIGINE TRAUMATIQUE. — Ici le siège et la nature de la lésion sont déterminés par le siège du point où a porté le traumatisme : Plaies de vessie, du rein, etc...

EXPLORATION URINAIRE

La VESSIE est accessible extérieurement au palper hypogastrique, ainsi qu'au toucher vaginal ou rectal. Sa cavité peut être explorée par la bougie à boule, le cathéter métallique et surtout à l'aide du cystoscope.

L'état des parois, et spécialement le degré d'atonie ou d'irritabilité du muscle vésical, sera apprécié d'après la force du jet ou la quantité de liquide susceptible d'être introduite avec la seringue.

La PROSTATE et les VÉSICULES SÉMINALES sont accessibles au toucher rectal.

L'URÈTRE se divise en deux portions : la première, mobile, *urètre antérieur*, est logée en partie dans la verge et en partie dans le périnée. Depuis l'anus jusqu'au méat, le palper peut apprécier l'état de sa paroi inférieure.

La deuxième portion, *urètre postérieur*, est fixe. Celui-ci décrit une courbe à concavité antéro-supérieure regardant le pubis. Parti de la vessie au niveau du col, il traverse la prostate, (urètre prostatique), franchit l'aponévrose moyenne (urètre membraneux) et se continue avec l'urètre antérieur au-dessous du pubis.

La portion membraneuse est entourée par le *sphincter urétral*.

L'urètre postérieur peut s'explorer par le toucher rectal. Ce mode d'examen est toujours précieux pour l'urètre membraneux, mais pour l'urètre prostatique, ses résultats sont moins certains, surtout quand la glande est hypertrophiée.

Pour l'examen du canal urétral, l'instrument de choix est *la bougie à boule* (*fig. 1*). Elle renseigne sur

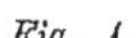

Fig. 1.

Explorateur urétral dit "bougie à boule". — Pour explorer le calibre de l'urètre il faut avoir les numéros 20, 18, 16, 14, 12, 10, 8. — Commencer par le numéro 16.

la diminution de calibre et sur les déformations du canal. Elle fait connaître le siège et le degré des lésions. L'endoscopie urétrale trouve parfois des indications mais pas d'une façon aussi constante que l'endoscopie vésicale.

Examinons donc les divers moyens d'explorations:

1° INSPECTION

Celle-ci ne s'applique guère qu'à l'urètre. On jugera si le méat est rouge, tuméfié ; si du pus s'écoule ; s'il existe des vices de conformation, une fistule périnéale, une inflammation périurétrale quelconque.

2° PALPER

Vessie. — On sentira le globe vésical en cas de rétention (*fig. 2*).

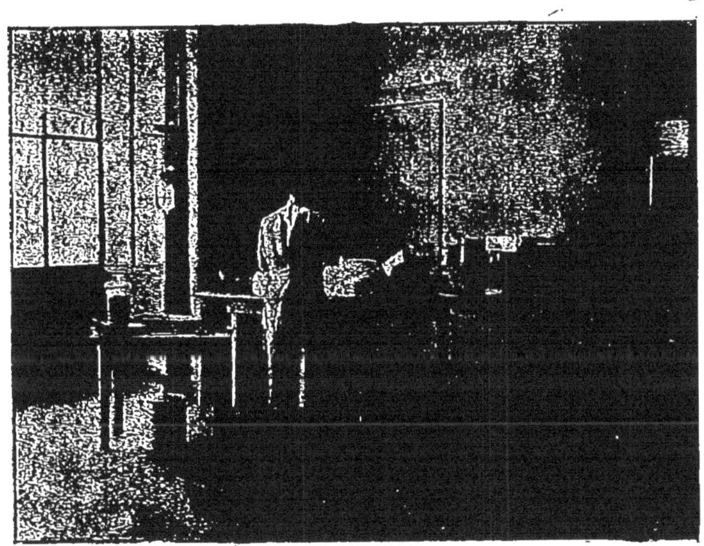

Fig. 2.

Palper abdominal sur un sujet anesthésié.
Pavillon V. DUVAUCHEL : Service des voies urinaires.

Urètre. — En promenant le doigt le long de la face inférieure de la verge et du périnée, depuis le méat jusqu'à l'anus, on pourra noter des modifications de consistance ou de sensibilité. Le canal paraît induré, transformé en tuyau de pipe, au niveau des *rétrécissements*. En cas de *corps étrangers*, le palper urétral déterminera une douleur vive en un point bien limité.

3° TOUCHER RECTAL

Le malade est couché horizontalement, en position dorsale et sur le bord droit du lit. La région anale du malade et l'index du chirurgien sont largement vaselinés. Le doigt est alors introduit *à fond*. Au point le plus élevé est la vessie ; de chaque côté sont les vésicules séminales ; un peu plus bas, la prostate et l'urètre prostatique qui la traverse ; plus bas enfin, l'index trouve en avant l'urètre membraneux.

Vessie : On sent la plus grande partie de sa face postérieure, chez l'enfant ; une très faible partie chez le vieillard à cause du développement de la prostate. On reconnaîtra *la rétention*, si en combinant le toucher au palper on sent un globe fluctuant entre les deux mains. Après avoir pris soin d'évacué la vessie, on pourra, grâce au palper combiné, reconnaître un calcul vésical chez l'enfant, ou une tumeur infiltrée de la vessie, chez l'adulte.

Vésicules séminales. — On les reconnaît au même niveau que la vessie, de chaque côté de la partie de cet organe accessible au doigt. Elles apparaissent sous forme de deux petites masses, mollasses, inégales, bosselées. On cherchera si elles sont sensibles, indurées ou augmentées de volume.

Prostate. — Normalement, on ne la perçoit pas chez l'enfant ; chez l'adulte, elle présente le volume d'une châtaigne, ne fait aucune saillie vers le rectum, et se distingue des tissus voisins par une consistance un peu supérieure à la leur. Pour déterminer les contours de cette glande, on promènera le doigt de bas en haut, et de droite à gauche. On notera les diverses sensations anormales qu'elle peut procurer On recherchera :

1° Son AUGMENTATION DE VOLUME : Hypertrophie, abcès, tumeur ;

2° Ses MODIFICATIONS DE CONSISTANCE : .

Induration partielle ou totale.

Ramollissement par points, fluctuation ;

3° Sa RÉGULARITÉ, bosselures, saillies, dépressions ;

4° Sa SENSIBILITÉ :

Normale : envie d'uriner par suite de la compression digitale.

Obtuse : en cas de sclérose, d'hypertrophie.

Exaltée : tuberculose, prostatite.

N.-B. — La prostate peut être voilée par des exsudats, résultats d'inflammations aiguës ou chroniques développées autour de la glande.

Urètre postérieur. — L'urètre prostatique n'est guère facile à explorer, quand la prostate est hypertrophiée. Il n'en n'est pas de même de l'urètre membraneux. Là, on sentira nettement un cathéter cheminant vers la vessie. On pourra même l'aider à prendre une bonne direction.

4° TOUCHER VAGINAL

Celui-ci permettra d'explorer l'urètre et la vessie dans les circonstances où le toucher rectal ou le palper trouvent leur indication chez l'homme.

5° CATHÉTÉRISME

A) ASEPSIE. — La plupart des accidents infectieux — pour ne pas dire tous les accidents infectieux — dont les malades urinaires sont victimes, reconnaissent pour cause un cathétérisme septique. On devra donc exécuter cette petite intervention avec toutes les précautions désirables.

a) NETTOYAGE DU MALADE. — A l'aide d'un tampon de ouate, laver la verge et le gland à l'eau chaude et au savon. Couvrir ensuite la région des poils et les bourses d'une compresse stérilisée, trouée, ou à son défaut d'un mouchoir, propre, trempé dans une solution antiseptique. La verge, émergeant seule par le trou de la compresse ou par un pli du mouchoir, reposera sur un lit aseptique pendant toute l'opération. Lancer un jet d'eau stérilisée à l'aide de la seringue vésicale pour rincer le gland (*fig. 3 et 4*), le méat et l'urètre antérieur. Ce rin-

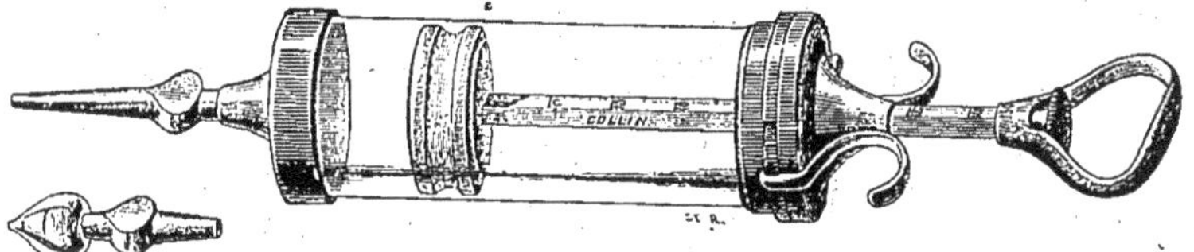

Fig. 3.

Seringue vésicale. — Le piston est en caoutchouc, le corps en verre et le reste en métal.

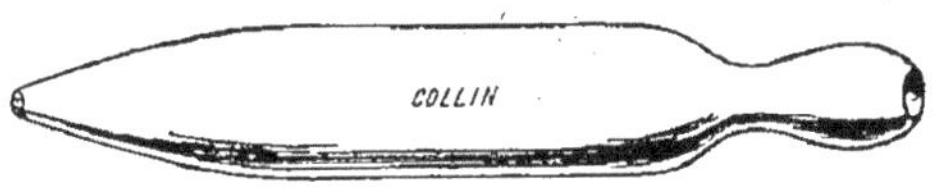

Fig. 4.

Canule urétrale. — Celle-ci est reliée à un bock par un tube de caoutchouc. L'extrémité conique est introduite dans l'urètre. Le liquide pénètre jusqu'au sphincter ou jusque dans la vessie suivant que le récipient est placé à 1 m. ou à 1 m. 50. Cette canule, qui est surtout utilisée pour le traitement de la blennoragie, peut également servir aux lavages qui précèdent ou suivent le cathétérisme de l'urètre.

çage sera renouvelé après le cathétérisme.

b) NETTOYAGE DES MAINS. — Avoir les ongles coupés ras. Savonner les mains à l'eau très chaude, pendant dix minutes. Les essuyer à l'aide d'une serviette stérilisée ou les tremper dans une solution antiseptique.

c) CORPS GRAS ASEPTIQUE. — Pour graisser la sonde, prendre une huile quelconque, pourvu qu'elle soit cuite avant d'en faire usage. Si on prend de la vaseline, n'employez que celle qui est livrée toute stérilisée dans des tubes d'étain.

d) ASEPSIE DES SONDES. — *Les cathéters métalliques* ainsi que les *sondes molles de Nélaton* seront simplement plongés pendant dix minutes dans de *l'eau en ébullition*.

Les sondes en gomme, seront d'abord savonnées, rincées et séchées puis stérilisées par les vapeurs d'*aldhéyde formique*.

Chaque fois qu'une de ces sondes aura servi, il faudra la plonger dans de l'eau chaude savonneuse, dans laquelle on la frottera à l'aide d'un tampon de ouate. On décapera le canal de l'instrument en poussant une injection savonneuse à l'aide la *seringue vésicale* (*fig. 3 et 4*). La sonde sera ensuite secouée, puis placée dans un endroit chaud après avoir été enveloppée dans un linge propre. Dès que ces instruments seront secs, on les soumettra aux vapeurs d'aldhéyde formique.

STÉRILISATION DES SONDES A FROID. — On place les sondes soit dans une boîte (*fig. 5*) soit dans un

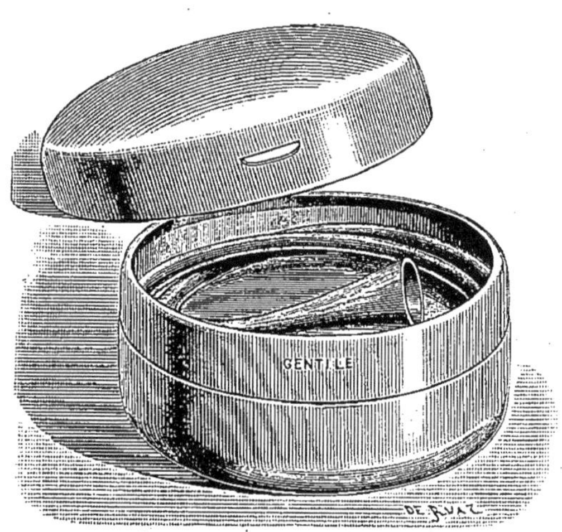

Fig. 5.

Boîte à sondes. — Au centre un petit réservoir plein de trioxyméthylène. Le rôle de cette boîte est identique à celui du tube à sondes ; elle présente sur ce dernier l'avantage de pouvoir être mise dans sa poche.

tube de verre fermé par un bouchon grillagé plein de *trioxyméthylène (fig. 6)*. Les vapeurs de ce

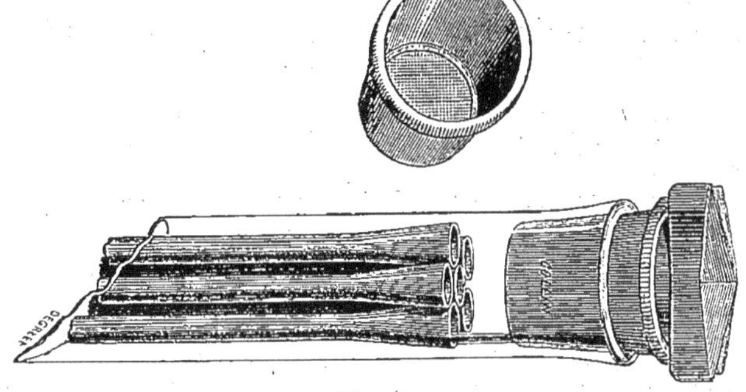

Fig. 6.

Tube à sondes. — Le bouchon est creux, grillagé et destiné à recevoir une pincée de *trioxymétylène*. — Ce réservoir est destiné à contenir, conserver et stériliser *les sondes en gomme* préalablement savonnées, rincées et séchées.

corps se dégagent à la température ordinaire. Il suffit d'un séjour de vingt-quatre heures dans le tube pour que ces sondes soient rendues stériles.

Stérilisation des sondes a chaud. — On se sert de l'étuve d'Albarran *(fig. 7)*. Deux lampes

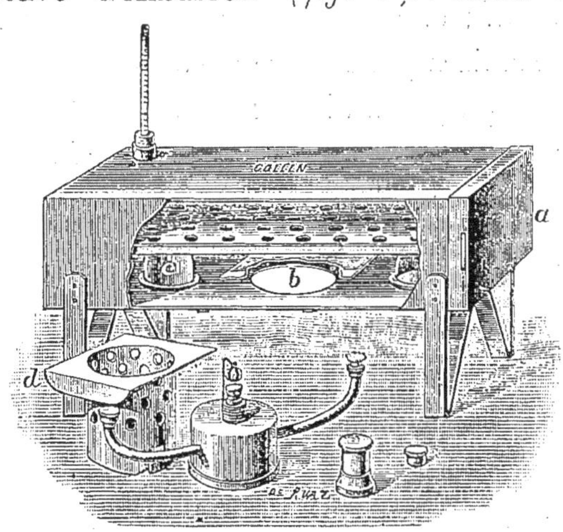

Fig. 7.

Etuve-Formogène d'Albarran. — Modèle que nous utilisons au Pavillon V. Duvauchel pour la stérilisation des sondes et des cystoscopes.

assurent son chauffage jusqu'à *60 degrés*, une troisième donne des vapeurs d'alcool méthylique qui rencontrent une tige de platine rougie et donne ainsi naissance à de l'aldhéyde formique ; les vapeurs diffusent dans l'étuve. Il suffit d'un quart d'heure pour que les sondes soient stérilisées.

B) Technique du cathétérisme explorateur :

a) Explorateur a boule — Urètre.

b) Sonde évacuatrice. — Vessie.

c) Cathéter métallique. — Vessie.

a) EXPLORATEUR A BOULE (*fig. 1*).

Celui-ci renseignera sur les modifications du canal et les déformations de la prostate.

La main gauche tiendra la verge entre le médius et l'annulaire ; le pouce et l'index écartant les deux lèvres du méat. La main droite introduira l'explorateur ; elle recueillera les diverses sensations transmises par la tige avec autant de précision que la pulpe de l'index.

Tandis que la *main gauche tendra la verge avec énergie, la main droite agira avec une douceur extrême.*

Urètre normal.

Choisir la bougie numéro 18. L'introduire doucement. La traversée de l'urètre antérieur ne donne naissance à aucune sensation. Par le palper, on reconnaît la boule glissant suivant la ligne médiane de la verge

et à travers le périnée jusqu'à l'anus (*fig. 8*).
Là, s'établit l'union des deux urètres. L'explo-

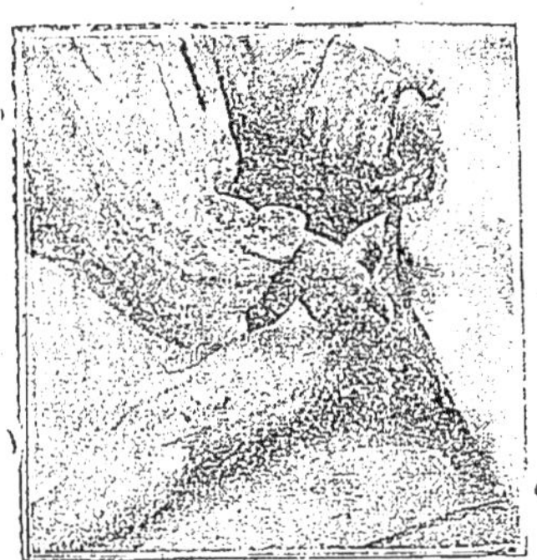

Fig. 8.

Exploration de l'urètre antérieur. — *La main gauche* tire
sur la verge, celle-ci maintenue entre le médius et l'annulaire,
on voit la tige de l'explorateur à boule sortir de l'urètre. La
main droite palpe la paroi inférieure de l'urètre pour se rendre compte de la consistance de ce canal et du point où s'est
arrêtée la boule de l'explorateur.

rateur perçoit tout à coup une résistance, et le malade
accuse une sensation spéciale. La boule est arrivée
au contact du SPHINCTER qui entoure la portion
membraneuse du canal. En insistant très légè-
rement, la boule pénètre dans l'urètre postérieur. Pendant un trajet de un centimètre et demi,
on éprouve une sensation de constriction souple
et légère autour de la boule, qui progresse durant
ce trajet, le malade éprouve la même sensation.
L'urètre membraneux étant traversé, le sujet n'é-
prouve plus aucune impression ; le chirurgien
sent la boule cheminer librement. C'est la traversée
de l'urètre prostatique. Après un parcours de deux
centimètres et demi à trois centimètres, l'opéra-

teur éprouve enfin une sensation de liberté absolue. La boule a pénétré dans la vessie.

Pendant la traversée de l'urètre postérieur, la boule peut être suivie par le toucher rectal.

Dans l'urètre normal, il n'y a donc qu'un seul obstacle, celui-ci correspond au commencement de l'urètre postérieur, au début de l'urètre membraneux ; cet obstacle est dû à la contraction réflexe du sphincter urétral. Ce point occupe la partie courbe du canal et le point le plus déclive de cette courbe.

RÉTRÉCISSEMENTS.

La boule 18 s'arrête en général à quelques centimètres du méat, au contact d'un point rétréci. On prend alors un numéro plus faible, le numéro 15 par exemple, ce numéro franchit le ou les rétrécissements de la partie antérieure de l'urètre antérieur. Arrivée au bulbe, la boule cesse d'avancer. En palpant le périnée, on peut se rendre compte que la sonde s'arrête à quelques centimètres avant le début de l'urètre postérieur, avant par conséquent d'avoir atteint le niveau du sphincter de l'urètre membraneux. Si la boule bute sur un obstacle bulbaire, on prend un instrument de plus faible calibre, un 13 par exemple ; la boule pénètre dans le trajet rétréci, elle donne à la main une sensation de frottement plus ou moins dur, et brusquement paraît céder (ressaut). *On peut ainsi évaluer la longueur, le siège et le calibre des points rétrécis.*

En retirant la sonde avec douceur, on éprouve *au retour les mêmes sensations* qu'à l'aller. Si on a perçu deux, trois, quatre rétrécissements, brides, anneaux, on éprouve les mêmes arrêts, au retour, avec le talon de l'instrument.

Quand le rétrécissement est unique, il s'agit d'un rétrécissement traumatique, si au contraire il est multiple, il s'agit d'une stricture blennoragique. Dans certains cas, le rétrécissement est trop serré pour permettre le passage de la boule, on essaiera alors *les bougies filiformes*. Si ces dernières ne passent pas d'emblée, on essaiera une bougie tortillée ou *en baïonnette (fig. 9)* ; ou encore, on

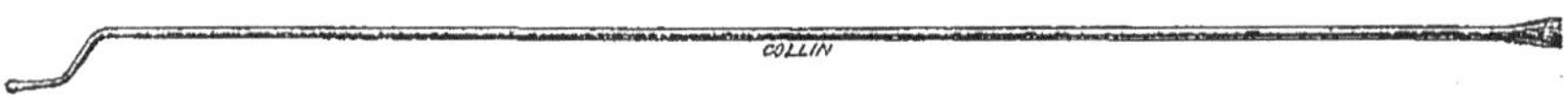

Fig. 9.

Bougie-Baïonnette. — Quand une bougie filiforme ordinaire ne peut trouver la lumière d'un rétrécissement étroit. On introduit cette bougie en Z, à laquelle on imprime en même temps un léger mouvement de rotation. De cette façon, l'extremité de la bougie a quelque chance de rencontrer la lumière du rétrécissement qui est souvent en dehors de l'axe de la lumière du canal.

introduira un faisceau de quatre ou six bougies qu'on poussera séparément ; il est bien rare qu'on n'arrive pas ainsi à franchir l'obstacle.

SPASME DE L'URÈTRE. — Les névropates peuvent être atteints « *d'urétrisme* » comme les femmes sont atteintes de vaginisme. Ces « *faux urinaires* » se plaignent de gêne pour uriner ; le jet est retardé et coule sans force au début. Dès que les premières gouttes sont évacuées, la miction devient normale. Dans le cas de spasme urétral, si on introduit la boule 18, on se sent arrêté au niveau de l'urètre membraneux, comme dans un urètre normal ; on insiste un moment et si la boule passe, le malade exprime sa sensation avec toute l'exagération que comporte son état cérébral. L'opérateur n'éprouve pas ici l'impression de rigidité, de frottement, spécial à l'urètre rétréci, il éprouve la sensation de pénétrer dans un canal mou, élastique et souple. Au retour, le talon de l'instrument ne bute contre aucun obstacle, contrairement à ce qui arrive pour le rétrécissement.

Voilà pourquoi Guyon a dit « *qu'on ne doit diagnostiquer un rétrécissement qu'après l'avoir franchi* ». D'ailleurs nous avons vu que dans le cas de stricture de l'urètre, si une bougie 18 ne passe pas, et si on essaie d'introduire une boule plus étroite, celle-ci passe. Dans « *l'urétrisme* », si une boule 10 ne passe pas, on essaie le numéro 20 qui passera facilement.

URÉTRITE CHRONIQUE POSTÉRIEURE. — Dans l'urétrite postérieure, si on fait uriner le malade dans deux verres, on trouve dans le premier des filaments ou du pus. Ce petit dépôt pourrait venir de l'urètre antérieur. Pour savoir s'il vient de l'urètre postérieur il faut faire appel à l'explorateur à boule.

Laver l'urètre antérieur comme nous l'avons conseillé à propos des précautions d'asepsie. Pousser l'explorateur jusque dans la vessie, le ramener doucement. On trouvera du pus sur le talon de l'instrument et on pourra en faire l'examen bactériologique.

FAUSSES ROUTES. — Une personne brutale ou peu habile peut faire une fausse route pendant un cathétérisme. Cette fausse route se reconnaît à ce que la sonde ne ramène *pas d'urine* et à ce que *du sang* se montre au niveau du méat. Où siège cette fausse route? Le lieu d'élection des déchirures chirurgicales est le *cul-de-sac* du bulbe, et *la prostate*. Introduire l'explorateur à boule. Dès que la boule arrivera au contact d'un obstacle, c'est là que siégera la fausse route. Par le palper périnéal (*fig. 8*), on verra si c'est le cul-de-sac du bulbe, et par le toucher rectal si c'est l'urètre prostatique qui est en jeu.

CORPS ÉTRANGERS DE L'URÈTRE. — Le siège d'un corps étranger sera reconnu par le palper ou le toucher. Il est des cas pourtant ou il est intéressant de contrôler par l'explorateur à boule le résultat de l'examen extérieur.

CALCULS DE L'URÈTRE. — Les calculs de l'urètre proviennent des voies urinaires supérieures. La pierre peut siéger soit dans l'urètre prostatique, soit dans l'urètre membraneux, en arrière d'un rétrécissement bulbaire. L'explorateur bute sur l'obstacle plus brusquement qu'au contact d'un rétrécissement même très dur. Si la boule contourne le calcul elle transmet à la main droite une sensation de frottement râpeux que ne donne jamais un rétrécissement.

Hypertrophie de la prostate. — Pour apprécier les dimensions de cette glande, il faut se rappeler que la longueur de l'urètre membraneux présente un trajet de deux centimètres à peine. Il est donc facile d'apprécier ce qui revient au trajet intra-prostatique dans le parcours de la boule exploratrice. La longueur de la glande peut être de cinq, six, huit centimètres, au lieu de deux centimètres et demi.

Les sensations de frottement et de ressaut que l'on percevra, correspondront à des déformations de la glande. Si la boule s'arrête brusquement, c'est qu'elle a rencontré un coude de l'urètre ; ce coude est généralement produit par la saillie anormale du lobe moyen.

b) SONDE ÉVACUATRICE. — Celle-ci servira à évacuer la vessie. Les précautions aseptiques seront prises comme nous l'avons indiqué plus haut. On fera usage de la sonde *molle de Nélaton fig. 11*) ou de la *sonde-béquille* (*fig. 10*) ; on

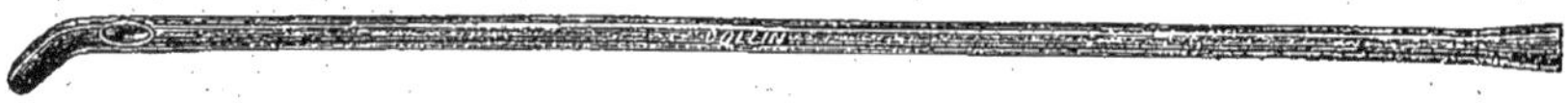

Fig. 10.

Sonde-béquille pour prostatiques.—Les numéros courants sont : 16, 18, 20, 22.

préférera cette dernière si on soupçonne une hypertrophie de la prostate. L'extrémité de ce

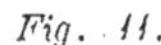

Fig. 11.

Sonde-Nélaton. — Ce cathéter, souple, mou, en caoutchouc vulcanisé, présente l'avantage d'être *inoffensif* entre les mains les plus inhabiles, et de supporter les 5 minutes *d'ébullition* nécessaires à son aseptisation. Faire usage des numéros 16, 18 et 20.

dernier instrument est coudée, ce qui lui permet d'éviter le cul-de-sac du bulbe, le bec suivant la paroi supérieure du canal. De plus, si la prostate vient à former barrière, le talon de la béquille venant buter sur la saillie dirige l'extrémité de la sonde verticalement sur le col.

Vessie normale. -- L'urine coule de suite, donnant un jet appréciable. Sa coloration est normale, sa limpidité complète. A l'aide de la seringue de verre, si on pousse une injection dans ce réservoir, on peut introduire trois cents grammes avant que le malade ne révèle le besoin d'uriner.

Hypertrophie prostatique.

a) *En dehors d'une rétention*. — Avant de sonder le malade, il faut commencer par le faire uriner. On introduit alors la sonde ; s'il reste de l'urine dans la vessie, c'est que ce réservoir se vide mal. On trouve ainsi, suivant les cas, 100, 200, 300 grammes d'urine. Ce renseignement est précieux à cause du traitement à appliquer. Ce fait caractérise l'état de *rétention incomplète*. Chaque fois que le malade urine, il vide simplement le trop plein de sa vessie. Pendant l'écoulement, on remarquera si les urines sont bien claires ou si un nuage de pus les trouble. On injectera ensuite du liquide *tiède* dans la vessie à l'aide de la seringue de verre. On notera la quantité que l'on peut introduire avant que le malade sente le besoin d'uriner. On appréciera surtout la force de projection du jet sortant par la sonde. Celui-ci permettra à l'opérateur de juger du pouvoir contractile de la musculaire vésicale.

En résumé, *en dehors de la rétention proprement dite,* la sonde évacuatrice indiquera : 1° s'il y a un résidu vésical après la miction ; 2° si les urines sont claires ou purulentes ; 3° si la contractilité est abolie.

b) Pendant une période de rétention. Le médecin peut être appelé pour des accidents aigus de rétention, ou bien consulté par un malade qui accuse de l'incontinence d'urine ou tout simplement des troubles digestifs. Comme le sujet est âgé, le médecin pense à sa prostate et palpe l'hypogastre, la vessie se révèle tendue et globuleuse. Il est intéressant pour le médecin de connaître l'état des urines et la contractilité vésicale, mais auparavant la vessie doit être vidée et mis au repos.

Voici *les règles qui guideront l'évacuation.* (Guyon).

c) L'évacuation sera lente. Dès que la sonde a franchi le col, l'urine s'écoule ; on doit modérer cet écoulement en bouchant la sonde de temps en temps à l'aide du doigt.

b) **L'évacuation sera graduelle.** On ne mettra pas la vessie à sec du premier coup, sinon on pourrait craindre des hématuries "*ex-vacuo*" et des accidents toxiques susceptibles d'emporter le malade en vingt-quatre heures. On évacuera 1,000 grammes au maximum. Toutes les deux heures on videra 200, 300 grammes de liquide de façon à mettre la vessie à sec au bout de huit jours environ.

c) **L'évacuation sera antiseptique.** Si on enlève, par chaque cathétérisme, 300 grammes d'urine, on poussera avec la seringue 100 grammes d'une solution de nitrate d'argent au 2000°, et on les abandonnera dans la vessie.

PLAIE ET RUPTURES DE LA VESSIE.—Après un traumatisme du bassin et une plaie pénétrante, suppose-t-on une déchirure de la vessie? On introduira une sonde évacuatrice. Celle-ci donnera deux renseignements : 1° *la présence d'une certaine quantité de sang ;* 2° *l'absence d'urine.*

CYSTITES.—Dans les cystites aiguës la sonde montre que la vessie est presque à sec, par suite des besoins continuels et de l'intolérance vésicale. On ne peut guère introduire que 20 à 30 grammes d'eau. Dans les formes chroniques, la vessie est plus tolérante, mais les urines sortent mêlées de pus. On ne devra jamais forcer la dose de liquide que la vessie peut supporter, car si on mettait les parois en tension, il en résulterait une exacerbation des accidents.

TUMEURS DE LA VESSIE. — Si on sonde le malade, on constate que les dernières gouttes d'urine se composent de sang pur ou tout au moins sont plus colorées que la première quantité émise. Si ce caractère n'est pas net, on introduit de l'eau dans la vessie et on surveille ce liquide avec soin au moment de sa sortie. Au besoin on le recueille dans trois verres.

c) EXPLORATEUR MÉTALLIQUE (*fig. 12*). —

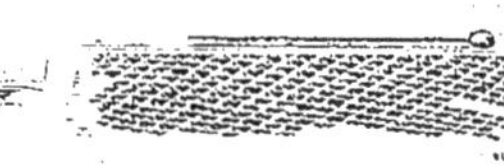

Fig. 12.

Explorateur vésical. — Ce cathéter métallique est muni d'un manche creux qui exalte le son produit par le contact d'un calcul avec l'extrémité vésicale de l'instrument. Ce numéro est le 4 ; il est nécessaire d'avoir les numéros 1 (enfants), 3 (adultes) et 4 (prostatiques).

Cet instrument renseignera sur *l'état des parois vésicales* et sur la présence *d'un corps étranger*. On l'emploie de préférence pour la recherche des calculs.

Trois modèles sont nécessaires : l'un, pour les enfants ; l'autre, pour les adultes ; et le troisième, pour les sujets atteints d'une hypertrophie prostatique.

Pour procéder à cet examen, la vessie doit être remplie d'une légère quantité de liquide, trop de liquide permettrait au calcul d'échapper à l'instrument ; trop peu empêcherait ce dernier de se mouvoir dans la vessie. La quantité nécessaire varie de 100 à 150 grammes.

Si le malade présente de la fièvre, des troubles digestifs, ou un mauvais état général prouvant qu'il est sous l'influence de l'intoxication ou infection urineuse, on ajournera cet examen et on le soumettra à un traitement général et local susceptible d'améliorer sa situation.

Si le sujet est nerveux, impressionnable, et s'il réagit trop violemment au contact de l'explorateur, il est nécessaire de calmer la vessie par une piqûre de morphine, un lavement d'antipyrine, ou l'anesthésie générale. Les précautions précédentes étant prises, on procédera à l'introduction de l'explorateur. Le médecin se tiendra à droite du patient, le malade sera placé au bord du lit, le bassin soulevé par un coussin à quinze centimètres environ du plan horizontal. La main gauche tirera fortement sur la verge (*fig. 13*), tandis que la droite

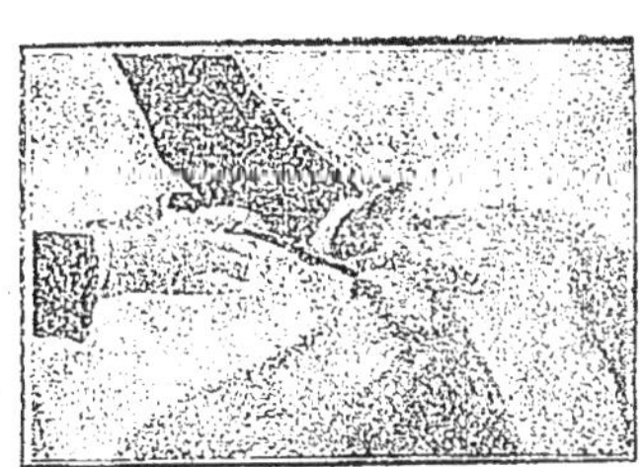

Fig. 13.

Introduction de l'explorateur métallique. — *1er temps.*

présentera à l'urètre le bec de l'instrument, celui-ci étant dirigé parallèlement au pli de l'aine droite. L'explorateur est donc introduit doucement ; le bec poussé jusqu'au cul-de-sac bulbaire (*1ᵉʳ temps*). La verge est amenée peu à peu vers la ligne médiane. La main gauche quittant la verge déprime fortement la région pubienne (*fig. 14*) de façon à abaisser

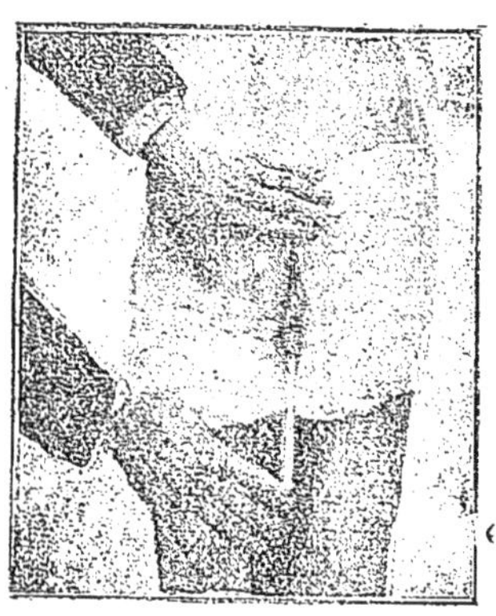

Fig. 14.

Introduction de l'explorateur métallique. — 2ᵉ *temps.*
La main gauche abaisse toute la région prépubienne en pesant fortement sur les parties molles.
La main droite abaisse le manche de l'instrument entre les cuisses.

le plus possible le ligament suspenseur et à effacer la courbe de l'urètre. L'instrument est abaissé entre les cuisses du malade et franchit l'urètre membraneux (*2ᵉ temps*). La main droite pousse alors l'explorateur qui franchit la prostate et le col et entre dans la vessie (*3ᵉ temps*).

Etat des parois vésicales.—A l'état normal, le contact de l'instrument avec la muqueuse vésicale ne produit aucune douleur. Le contact donne à la main qui l'explore l'impression d'une étoffe molle et souple. Quand l'organe est atteint d'une vieille inflammation, les parois sont fermes et irrégulières (colonnes). Quand la vessie est atteinte d'une inflammation en pleine activité, elle se révolte au contact de l'explorateur, et refoule ce dernier. En même temps, le malade accuse de la douleur.

Contenu vésical.— Nous ne nous occuperons que des corps étrangers les plus fréquemment observés ; à savoir : les calculs.

L'explorateur étant introduit, il faut d'abord le pousser au contact de la paroi postérieure. De là, on le ramène vers le col en explorant, l'une après l'autre, chacune des deux faces latérales. Pour cet examen, le bec de l'instrument exerce une série de petits chocs dans le but de rencontrer un calcul dissimulé derrière un pli de la muqueuse. Pour explorer le sommet de l'organe, on abaisse le manche de l'instrument entre les jambes du malade, de façon à ce que le bec se porte en haut. Pour explorer le bas-fond chez les prostatiques, on renverse le bec en bas et on soulève le manche de bas en haut.

Cette exploration est plus difficile chez la femme. Les parois vésicales sont en effet plus dépressibles et le col ne présente pas la même fixité que chez l'homme.

Le contact de l'instrument avec une pierre donne *une sensation* et un *son*. La sensation transmise à la main du chirurgien est celle d'un choc quand la pierre est grosse, celle d'un frottement quand la pierre est petite. Le son (qui donne une certitude plus complète) est clair quand la pierre est dure, sourd quand la pierre est molle. Un choc multiple révèle l'existence de plusieurs calculs. Pour déterminer le volume de ce corps étranger, il faut noter un point de repère sur la portion visible de l'instrument, au moment où on commence à percevoir le choc, ramener le bec vers le col et déterminer un deuxième point de repère quand on cesse de le percevoir. La distance qui sépare ces deux points permet de fixer approximativement le volume de la pierre.

C) RADIOGRAPHIE. — Le diagnostic des calculs vésicaux chez l'enfant se fait d'une façon courante par les rayons X. Les pierres rénales ont été vues parfois chez l'adulte, mais d'une façon exceptionnelle.

Ce mode d'exploration rendra un service considérable à la chirurgie urinaire le jour où elle autorisera le diagnostic des calculs rénaux et urétéraux.

D) ENDOSCOPIE URÉTRALE. — On peut examiner la muqueuse urétrale à l'aide d'un tube d'ébonite (*fig. 15*), qu'on introduit à une profondeur plus

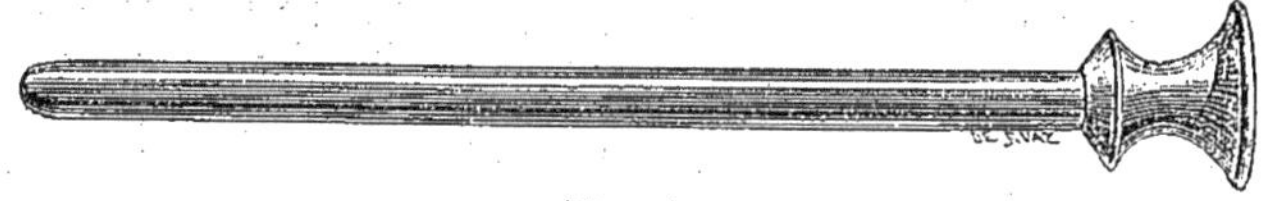

Fig. 15.

Tube endoscopique urétral. — Pour voir la muqueuse urétrale on introduit ce tube avec l'embout à extrémité arrondie. L'instrument étant en place, on retire l'embout et on dirige un jet de lumière dans ce tube à l'aide du miroir à réflecteur de Clar.

ou moins grande ; la lumière est fournie par une lampe placée au centre d'un miroir frontal (*fig. 16*).

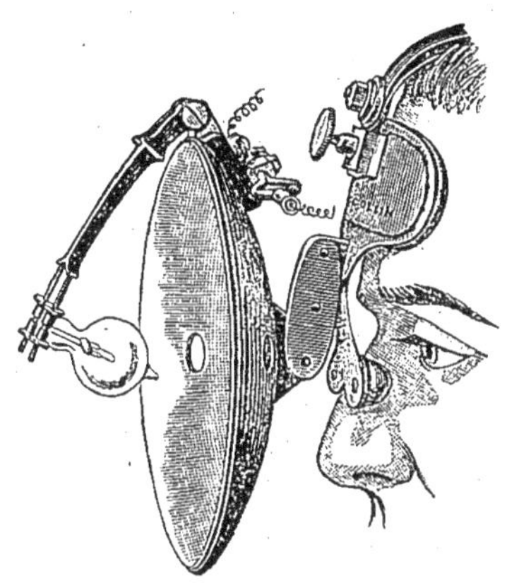

Fig. 16.

Lampe à réflecteur de Clar pour l'endoscopie urétrale.

A l'examen endoscopique, l'urètre spongieux présente l'aspect d'une fente transversale, l'urètre bulbaire apparaît sous forme d'un point noir, d'où irradient quelques plis de la muqueuse. Dans l'urètre prostatique, le veru-montanum forme une saillie à convexité supérieure, l'utricule présentant l'aspect d'une simple fente.

E) ENDOSCOPIE VÉSICALE. — Pour faire l'endoscopie vésicale, on fera usage du cystoscope de Nitze (*fig. 17*). Cet instrument est une sonde-béquille

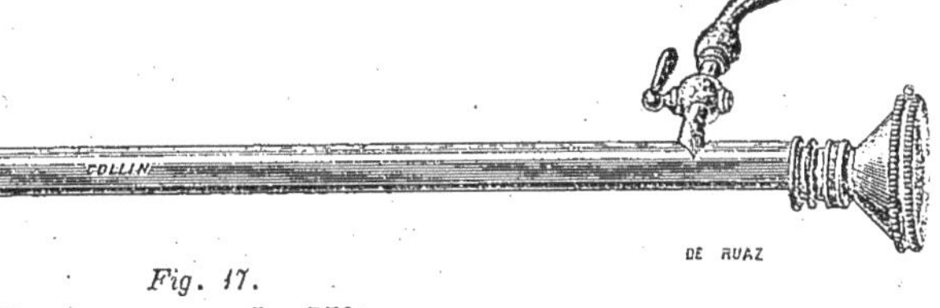

Fig. 17.

Cystoscope de Nitze.

métallique, d'une longueur de trente centimètres et d'un calibre 23. L'extrémité vésicale de cette explorateur porte une petite lampe reliée à un accumulateur par des fils contenus dans le tube. Du côté de la concavité, et à l'union de la portion rectiligne avec la portion coudée, existe un prisme qui réfracte les rayons lumineux dans l'axe de l'appareil où il traverse un système de lentilles, avant d'arriver à l'œil de l'observateur.

Conditions de la cystoscopie. — Il faut, pour que cet examen soit réalisable :

1° *Que l'urètre admette le n° 23.* Au besoin on placera une sonde à demeure, une journée avant l'exploration, ou bien on pratiquera une urétrotomie interne ; si le méat est étroit, il faut le débrider avec le méatotome (*fig. 18*).

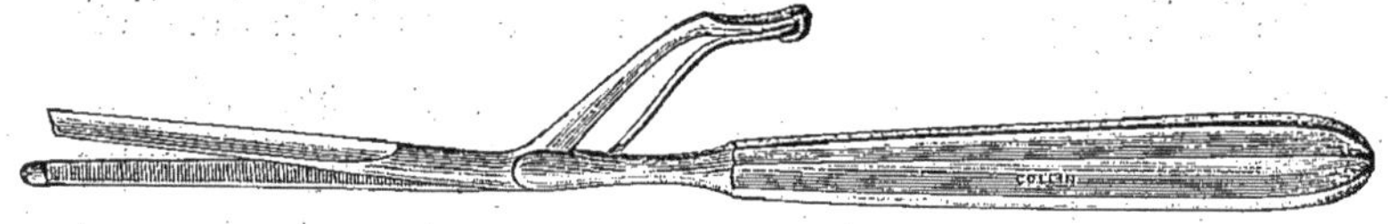

Fig. 18.

Méatotome. — Il arrive fréquemment que les malades présentent un méat congénitalement étroit et empêchant l'introduction de l'explorateur urétral. Pour agrandir le méat, il suffit d'introduire cet instrument fermé dans l'urètre. Grâce à la pédale, la lame est alors soulevée. L'instrument est alors retiré brusquement et le débridement rapidement exécuté.

2° *Que la vessie soit tolérante.* Il faut qu'elle admette 100 à 150 grammes d'eau comme pour l'explorateur métallique. Sinon l'instrument pourrait brûler les parois vésicales. Nous mettons 150 grammes pour les femmes et 200 grammes pour les hommes. Un suppositoire à l'antipyrine, une piqûre de morphine, ou une injection urétrale de cocaïne sont souvent utiles. La chloroformisation ou l'analgésie par injection rachidienne d'eucaïne seront rarement indiquées ;

3° *Que le milieu soit transparent.* On fera des injections à l'eau stérilisée, jusqu'à ce que le liquide en ressorte clair ; si l'urine se trouble de nouveau, on retire l'appareil, on fait un nouveau lavage et on réintroduit l'instrument. Certains appareils permettent de faire l'irrigation sans enlever l'explorateur. On choisira pour cet examen une période interhématurique.

TECHNIQUE DE L'EXPLORATION. — L'instrument est stérilisé par l'aldhéyde formique, comme nous l'avons indiqué pour les sondes en gomme. Le malade est couché sur une table spéciale (*fig. 19*), ou sur

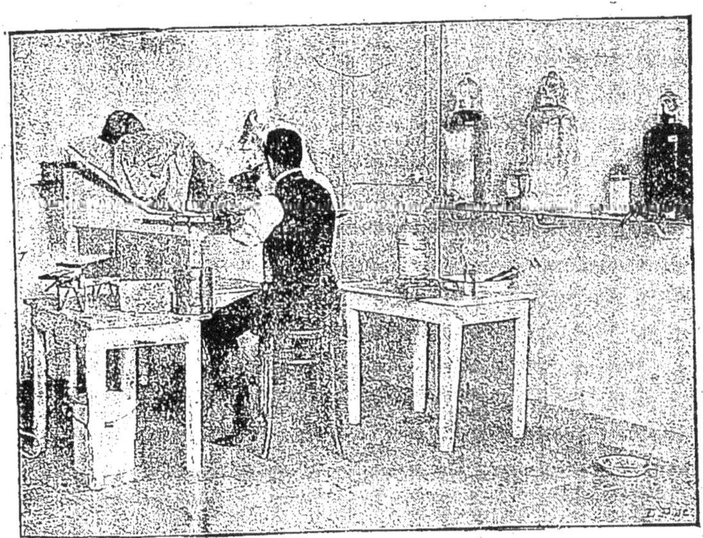

Fig. 19.

Position du malade et de l'opérateur pour l'endoscopie vésicale. — Pavillon V. DUVAUCHEL ; service des voies urinaires.

le bord du lit, les jambes reposant sur deux
chaises. L'instrument isolé est introduit dans la vessie. On adapte les fils et on laisse passer le courant.
Pendant le cours de l'examen, on interrompt souvent la lumière pour ne pas chauffer le milieu vésical ; on éteint également la lampe pendant quelques
minutes avant de la retirer.

Comment examinera-t-on la vessie ? — On verra
d'abord le col. Celui-ci apparaît dès l'entrée de la
sonde sous forme d'un croissant rouge. On enfon-
cera l'instrument et on verra ainsi la plus grande
étendue de la cavité vésicale. Pour pratiquer un
examen complet, il faut faire exécuter à l'instrument trois sortes de mouvements : 1° des mouvements d'avant en arrière ; depuis le col jusqu'à
la paroi postérieure ; 2° les mouvements de rotation
autour de son axe : le bec de l'instrument décrit
ainsi un tour complet et regarde successivement en
haut, à droite, en bas, à gauche, et de nouveau en
haut. Tous ces mouvements sont très utiles, mais
laissent dans l'ombre la paroi postérieure de la
vessie ainsi que la zone qui entoure le col. Pour
voir ces deux régions, il faudra faire exécuter au
bec de l'instrument des mouvements de circonduc-
tion. Pour exécuter cette manœuvre, on porte le
manche de l'instrument successivement en haut,
en bas et sur les côtés. Les divers segments du globe
vésical sont ainsi explorés.

Les images cystoscopiques présentent certains
caractères qu'il est utile de noter. Les images sont

renversées ; mais ce renversement n'existe que pour le plan vertical. Ce qu'on voit à droite est bien à droite. Le volume de l'objet est d'autant plus grand qu'on s'en approche davantage. Au delà de trois centimètres, l'image diminue de grandeur.

Pour voir les **uretères** on introduit l'instrument, on l'enfonce à deux centimètres environ du col, on incline le bec de l'instrument à trente-cinq degrés sur l'horizontale et on reconnaît les deux orifices qui reparaissent sous forme **d'une fente elliptique**. Cette fente s'ouvre d'une façon intermittente pour laisser échapper quelques gouttes de liquide qu'on voit se mêler au contenu vésical.

Deux écueils sont à éviter pendant la cystocopie : les *brûlures* de la muqueuse et *l'infection.*

Indications de la cystocopie.— Ce procédé d'exploration s'emploie journellement dans la chirurgie urinaire. Les renseignements qu'elle procure sont multiples : *tumeurs de la vessie, débris de calculs* laissés après une litotritie, *hématurie ou pyurie rénale, calcul* enchatonné, loges et *colonnes vésicales, corps étrangers,* etc...

F) CATHÉTÉRISME DES URETÈRES. — Ce procédé d'examen a été nettement exposé par Albarran et Pasteau, qui en ont une très grande expérience.

Rappelons d'abord que la vessie n'est pas un globe sphérique se dilatant comme un ballon ; pendant sa distension elle s'ouvre comme les deux feuillets d'un livre. On lui décrit donc une face antérieure, une face postérieure, un sommet et une base. Pour séparer ces diverses portions de l'organe, il existe des points de repères : *Le sommet* est reconnaissable par une bulle d'air qu'on y trouve d'une façon constante. *La base* est cet espace compris entre le col et les deux orifices urétéraux, lesquels se trouvent à deux centimètres du col et en inclinant le bec à trente-cinq degrés au-dessous du plan horizontal. *La face postérieure* est limitée en haut par la bulle d'air et en bas par les deux orifices urétéraux. *La face antérieure* est comprise entre la bulle d'air et le col.

Pour pratiquer le cathétérisme des uretères, on se servira de l'instrument d'Albaran (*fig. 20*).

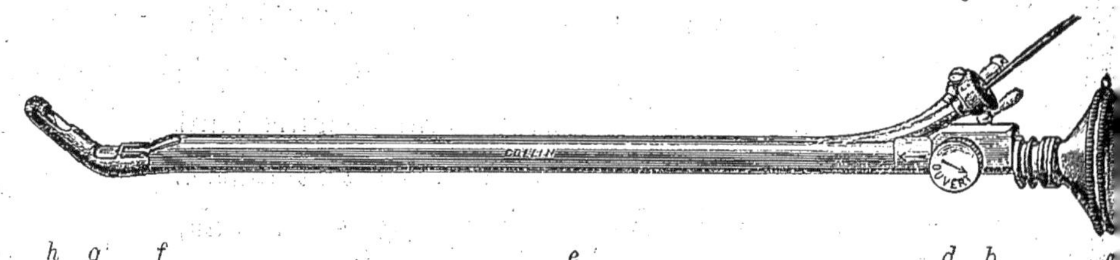

Fig. 20.

Cystoscope d'Albarran. — En allant de droite à gauche de la figure on voit : *a*) l'*oculaire* ; *b*) le robinet destiné à fermer le *canal d'irrigation* ; *c*) la tubulure et le *cathéter* mince et souple destiné à l'uretère ; *d*) la *vis* de l'onglet ; *e*) le corps de l'instrument ; *f*) l'*onglet* ; *g*) la facette supérieure, horizontale, du *prisme* ; *h*) le bas de l'instrument et la *lanterne*.

Cet appareil se distingue de celui de Nitze, en ce qui possède un tube collatéral pouvant recevoir la sonde qu'on introduira dans l'uretère.

On fait donc pénétrer le cystoscope d'Albaran
dans la vessie, on cherche l'uretère. Dès qu'il
est reconnu, on pousse la sonde et on fait varier

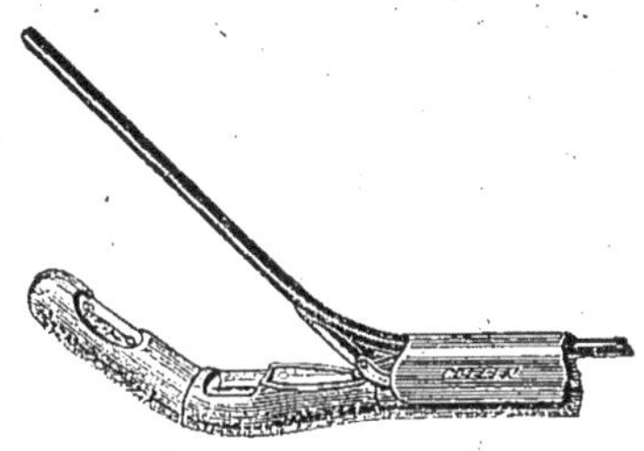

Fig. 21.

Cystoscope d'Albarran. — Le cathéter avance poussé par
la main et dirigé par l'onglet mobile qui le soulève de bas en
haut et fait varier son angle.

son inclinaison grâce à l'onglet placé au devant
du prisme (*fig. 21*) ; on manœuvre cet onglet au
moyen d'une vis extérieure (*d fig. 20*).

Il est nécessaire, pendant cet examen, qu'une
main ferme maintienne le pavillon de l'instrument
et que l'autre main fasse avancer la sonde. Pour
l'uretère gauche, la main fixatrice sera la main
gauche.

Dès que le cathéter urétéral sera introduit dans
l'orifice, on le poussera peu à peu vers le bassinet. Quand quelques gouttes de liquide s'écoule-
ront, on cessera d'introduire la sonde.

Si la sonde se coude en pénétrant dans l'uretère,
on la retire de deux centimètres et on recommence
la manœuvre.

Incidents. La sonde peut s'arrêter pendant son trajet intra-urétéral. Cet accident peut résulter de la présence d'un calcul, d'un rétrécissement ou d'une coudure. Dans ce dernier cas, il suffit parfois de faire réduire le rein descendu pour voir la sonde continuer son trajet.

La sonde arrivée dans le bassinet peut ne pas donner de liquide. Ceci provient de ce que le liquide est trop épais ou de ce que la sonde est bouchée. Pour éviter ce dernier incident, il faut, avant d'introduire la sonde dans l'uretère, laisser échapper par le pavillon de cette dernière quelques gouttes de liquide et le boucher par un petit fossé.

Contre-indications. — Ne pas cathétériser les malades infectés. Bien laver la vessie avant et après l'opération. Pousser une injection d'eau stérilisée dans l'uretère en retirant la sonde.

Indications — *Tumeur des flancs.* — Si on introduit une sonde sans difficulté dans le bassinet, si la sonde donne une quantité normale d'urine normale. La tumeur n'est pas rénale.

Hématurie ou pyurie rénale. — Grâce au cathétérisme, on pourra reconnaître si les deux reins sont malades et dans le cas de lésion unilatérale quel est le rein malade.

Valeur comparative des deux reins au point de vue physiologique : on pourra en recueillant les urines séparées des deux organes se rendre compte de leur valeur respective. On associera souvent à cette recherche l'exploration par le bleu de métylène.

Hydronéphrose, collection rénale ; l'exploration renseignera sur l'existence d'une bride, d'une valvule, d'une coudure, etc.

Amiens. — Imprimerie Picarde, 71, rue Frédéric-Petit.

www.ingramcontent.com/pod-product-compliance
Ingram Content Group UK Ltd.
Pitfield, Milton Keynes, MK11 3LW, UK
UKHW021708130726
13696UKWH00004B/1697